BEI GRIN MACHT SICH IHR WISSEN BEZAHLT

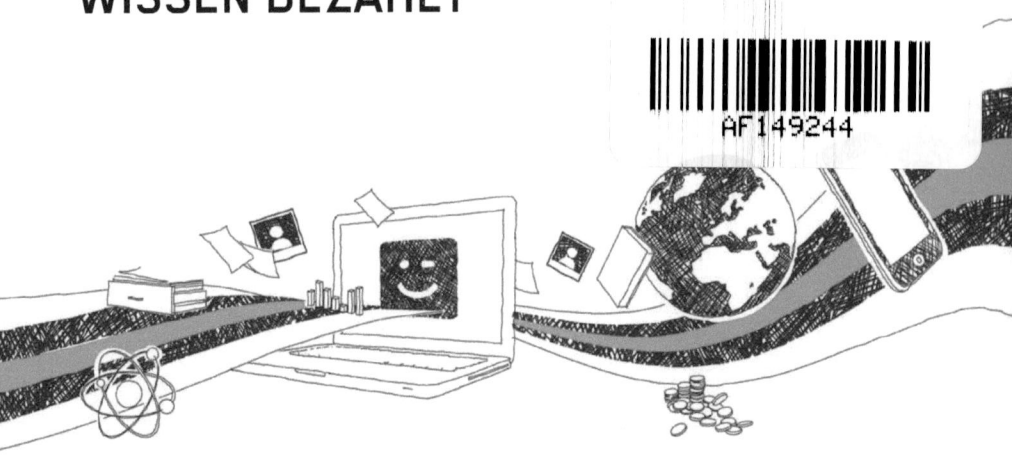

AF149244

- Wir veröffentlichen Ihre Hausarbeit, Bachelor- und Masterarbeit

- Ihr eigenes eBook und Buch - weltweit in allen wichtigen Shops

- Verdienen Sie an jedem Verkauf

Jetzt bei www.GRIN.com hochladen und kostenlos publizieren

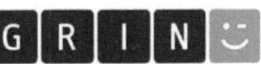

Maja Tintor

Projektarbeit in der Schule: Thema Kariesprophylaxe

GRIN Verlag

Bibliografische Information der Deutschen Nationalbibliothek:

Die Deutsche Bibliothek verzeichnet diese Publikation in der Deutschen National-
bibliografie; detaillierte bibliografische Daten sind im Internet über http://dnb.d-
nb.de/ abrufbar.

Impressum:

Copyright © 2006 GRIN Verlag GmbH
Druck und Bindung: Books on Demand GmbH, Norderstedt Germany
ISBN: 978-3-640-12754-2

Dieses Buch bei GRIN:

http://www.grin.com/de/e-book/61444/projektarbeit-in-der-schule-thema-kariespro-
phylaxe

GRIN - Your knowledge has value

Der GRIN Verlag publiziert seit 1998 wissenschaftliche Arbeiten von Studenten, Hochschullehrern und anderen Akademikern als eBook und gedrucktes Buch. Die Verlagswebsite www.grin.com ist die ideale Plattform zur Veröffentlichung von Hausarbeiten, Abschlussarbeiten, wissenschaftlichen Aufsätzen, Dissertationen und Fachbüchern.

Besuchen Sie uns im Internet:

http://www.grin.com/

http://www.facebook.com/grincom

http://www.twitter.com/grin_com

Universität Osnabrück

Fachbereich Gesundheitswissenschaften

Didaktik der Beruflichen Fachrichtung

Thema: **Kariesprophylaxe**

Unterrichtsentwurf für Zahnmedizinische Fachangestellte
Seminar: Spezielle Schulpraktische Studien: Vorbereitung auf das
Fachpraktikum im WS 05/06

Erstellt von:
Maja Tintor

4. Semester
Gesundheitswissenschaften/Biologie

Inhaltsverzeichnis

Seite

1. Bedingungsanalyse...**1**

   1. Unterrichtsorganisatorischer Rahmen...1

   2. Anthropogene und soziokulturelle Bedingungen der Zielgruppe/

      Lernvoraussetzungen der Schülerinnen...1

   3. Lehrvoraussetzungen der unterrichtenden

      Lehrkraft...2

2. Analyse der Thematik..**3**

   1. Einordnung des Themas in den

      Rahmenlehrplan...3

   2. Legitimation der Thematik...3

   3. Sachdarstellung...4

   4. Didaktische Reduktion..7

3. Lernziele/Kompetenzen...**8**

   1. Hinweise zur Lernzieldifferenzierung/Kompetenzeinteilung.................................8

   2. Groblernziel...10

   3. Feinlernziele...10

   4. Lernzielkontrolle...11

4. Analyse der Methodik...**11**

   1. Artikulation...11

   2. Aktions- und Sozialform...12

   3. Medien...13

5. Verlaufsplan...**14**

6. Literaturverzeichnis..**15**

7. Anhang..**16**

1. Bedingungsanalyse

1.1 Unterrichtsorganisatorischer Rahmen

Die geplante Unterrichtsstunde (à 45 Min.) findet in einer Klasse der Zahnmedizinischen Fachangestellten statt. Die Schülerinnen sind im 1. Ausbildungsjahr. Es handelt sich um einen Teilzeitunterricht an der Berufsschule, d. h. an zwei Tagen pro Woche (Mittwoch und Donnerstag). Diese Unterrichtsstunde wird am Donnerstag in der 3. Stunde abgehalten.

Vorher hatten die Schülerinnen Politik, was bedeutet, dass die Schülerinnen noch aufnahmefähig sind.

Der Klassenraum hat große Fenster. Es gibt eine Tafel, eine große Pinnwand und einen OHP. Ansonsten ist der Raum nicht weiter ausgestattet. Tische und Stühle sind verschiebbar. Insgesamt gibt es keine nennenswerten Besonderheiten.

1.2 Anthropogene und soziokulturelle Bedingungen der Zielgruppe/ Lernvoraussetzungen der Schülerinnen

24 Schülerinnen befinden sich in dieser Klasse. Folgende Zusammensetzung liegt vor:

Alter Abschluss	17 Jahre	18	19	21	23	35	Gesamt Abschluss
Hauptschule	2	5					7
Realschule		5	8			1	14
Abitur				2	1		3
Gesamt Jahrgang	2	10	8	2	1	1	24

Der Hauptanteil der Schülerinnen ist 18 bzw. 19 Jahre alt. Größere Unterschiede gibt es in den Schulabschlüssen, wodurch die Unterrichtsbedingungen erschwert werden. Bemerkbar macht sich dies durch zeitweilige Unterforderung der Abiturientinnen, die zusätzlich gefördert werden müssen oder aber durch Überforderung der Hauptschülerinnen, die dementsprechende Hilfestellung benötigen. Zudem haben sich Grüppchen gebildet, wobei die 35jährige Umschülerin etwas aus dem Rahmen fällt. Was den Ausländeranteil betrifft, so ist zu sagen, dass die Klasse überwiegend aus Schülerinnen mit deutscher Staatsangehörigkeit gibt (18), ansonsten noch zwei türkische (davon

1

eine mit Kopftuch) und 4 russische Mitschülerinnen. Dabei ist erwähnenswert, dass sich letztgenannte zu einer Gruppe formiert haben. Teilweise behindern sie den Unterrichtsverlauf durch interne Gespräche. Einerseits gibt es folglich sehr lebhafte Schülerinnen, andererseits stark introvertierte – wie etwa die 17jährige türkische Mitschülerin mit Kopftuch. Bei ausreichender Motivation handelt es sich um eine mittelstarke Klasse. Dadurch, dass sich die Schülerinnen erst im 1. Ausbildungsjahr befinden, kennen sich die meisten noch nicht so gut. Das Verhältnis zwischen Klasse und den einzelnen Fachlehrern ist sehr unterschiedlich. Auch der Unterrichtsablauf verläuft sehr heterogen – abhängig von Sympathien, Motivationslage, Interesse am Thema. Ansonsten ist das Klima angenehm.

In Hinblick auf die Medien soll erwähnt sein, dass überwiegend mit dem OHP und der Tafel gearbeitet wird. Gruppenarbeiten sind den Schülerinnen bereits bekannt. Schon präsentierte Ergebnisse sind an der Pinnwand fixiert. Aufgrund des hohen Aufwands und der Kosten kommen Powerpoint-Präsentationen nicht in Frage.

1.3 Lehrvoraussetzungen der unterrichtenden Lehrkraft

Die Lehrkraft ist eine Referendarin im ersten Jahr. Sie unterrichtet die Klasse seit Beginn des Schuljahres in Fachkundeunterrichtet. Dieser Unterricht findet zweimal pro Woche à 45 Minuten statt. Da die Lehrkraft die Klasse der Zahnmedizinischen Fachangestellten auch in anderen Unterrichtsfächern zu unterschiedlichen Tageszeiten und noch an einem anderen Wochentag unterrichtet, ist eine bessere Einschätzung der gesamten Klasse wie auch einzelner Schüler und ihrer Fähigkeiten möglich.

Das Verhältnis zwischen den Schülerinnen und der Lehrkraft ist gut und von Vertrauen geprägt. Der Referendarin wird u.a. auch deshalb Respekt entgegengebracht, weil den Schülerinnen bekannt ist, dass sie vor ihrem Studium eine Ausbildung zur Zahnmedizinischen Fachangestellten absolviert hat und somit Fachkompetenz nachweisen kann und sich im Praxisalltag auskennt. Dank dieser Vorbildung kann eine effektive Anleitung der Schülerinnen bezüglich des Stundenthemas erfolgen.

2. Analyse der Thematik

2.1 Einordnung des Themas in den Rahmenlehrplan für den berufsspezifischen Unterricht im Ausbildungsberuf der Zahnmedizinischen Fachangestellten

In der geplanten Unterrichtsstunde wird das Thema „Kariesprophylaxe" behandelt. Da es sich um Fachkundeunterricht handelt, dient als Grundlage für die Unterrichtsplanung der Rahmenlehrplan für den Ausbildungsberuf der Zahnmedizinischen Fachangestellten. Die Schülerinnen befinden sich im ersten Ausbildungslehrjahr, folglich ist das o. g. Thema dem Lernfeld 4 („Kariestherapie begleiten") mit einem Zeitrichtwert von insgesamt 60 Stunden einzuordnen (vgl. KULTUSMINISTERKONFERENZ: Rahmenlehrplan für den Ausbildungsberuf Zahnmedizinische Fachangestellte/r, 2001).

Weiterführendes Thema im Lernfeld 4 könnte im Anschluss an die Karies und Prophylaxe folgendes sein:

restaurative Maßnahmen (einschließlich):

Inlays

Kronen

Brücken

Weitere Angaben zu den genannten Begriffen sollen an dieser Stelle lediglich namentlich erwähnt bleiben, da zwar Sachkenntnis darüber besteht, allerdings würde die Inhaltsausbreitung im Umfang dieses Unterrichtsentwurfes das Maß sprengen.

2.2 Legitimation der Thematik

90% unserer Bevölkerung ist von Karieserkrankungen betroffen. Dieses wiederum bedeutet, dass die Schülerinnen nahezu täglich in der Praxis damit konfrontiert werden. Daher ist das Thema Karies von enorm großer Bedeutung für die Ausbildung einer ZFA. Fundierte Kenntnisse über Kariesentstehung, -verlauf und -prophylaxe sind zwingend erforderlich, um kompetent im Berufsleben agieren zu können.

Insbesondere hat die Prophylaxe in den letzten Jahren an Wichtigkeit gewonnen, da in der Zahnmedizin ein Paradigmenwechsel zustande gekommen ist: Ziel ist, weg von den restaurativen Maßnahmen, möglichst lange gesunde Zähne zu erhalten. Damit hat die Prophylaxe einen ganz zentralen Stellenwert bekommen. Präventive, vorbeugende Handlungsweisen sollen einen größeren Eingriff in dem natürlichen Mundmilieu verhindern. Doch erhaltend zu handeln setzt voraus, dass Ursache und Wirkung bereits bekannt sind. Zudem muss eine zukünftige ZFA im Stande sein, den Patienten aufzuklären, ihm Fragen zu beantworten, zu dokumentieren und Prophylaxemaßnahmen selbst vorzunehmen bzw. dabei zu assistieren. Um den Gesamtkontext innerhalb des Praxisablaufs verstehen zu können, müssen die Schülerinnen eine breite Basis an Grundlagenwissen rund um die Kariesentstehung und -vorbeugung erlernen. Auch spätere restaurative Maßnahmen, die selbstverständlich immer noch praktiziert werden, wenn sie sich nicht mehr vermeiden lassen, setzen eine Zerstörung überwiegend durch Karies und oftmals die damit verbundenen falschen Verhaltensweisen (wie etwa falsche Ernährung, andere Putztechnik etc.) voraus. Zudem lassen sich die Defekte besser erklären (und weshalb Restaurationen ausgerechnet an bestimmten Stellen des Zahnes die Zahnsubstanz ersetzen müssen), wenn deutlich ist, wo beispielsweise Prädilektionsstellen am Zahn vorhanden sind.

Aber auch im privaten Bereich, d. h. jenseits von Schule und Zahnarztpraxis ist die Kenntnis dieser Thematik für die eigene Gesundheitsförderung und -erhaltung von universeller Wichtigkeit. Häufig sind die ZFA's selbst von der Erkrankung betroffen. Es kann somit im eigenen Interesse sein, Prophylaxemaßnahmen zu erwerben. Da eine zahnmedizinische Fachangestellte gewissermaßen auch Vorbildfunktion innerhalb der eigenen Familie (quasi als Fachfrau für Zahngesundheit), aber auch in der Praxis (als Aushängeschild für gepflegtes Aussehen) hat, und damit ein gewisses Maß an Verantwortung mitträgt, ist das Erlernen der Präventivpraktiken unbedingt notwendig.

2.3   Sachdarstellung:

a) Karies

Karies ist die häufigste Zahnerkrankung neben Parodontitits.

Zahnschmelz enthält zu 97% kristalline Mineralien (Apatitkristalle aus Ca und P), 2% Proteine und 1% Wasser. Er ist für Fluorid, Ca, P und einige Säuren durchlässig.

Bei der Nahrungsaufnahme bildet sich Plaque an den Zähnen, dadurch, dass in der Mundhöhle Bakterien leben. Für einen Teil dieser Bakterien sind Kohlenhydrate die Hauptnahrung, die sie vergären. Sie bilden den Zahnbelag. Es entstehen Säuren, die zunächst die Apatitkristalle unter der Schmelzoberfläche angreifen, d.h. entkalken. Passiert dies ständig an einer Stelle, wirkt der Zahnschmelz unter der Plaque kreidig weiß; dies ist das erste Anzeichen für Karies. Hierbei ist die Schmelzoberfläche noch intakt. Bricht diese ein, da sie einweicht, entsteht ein „Loch". Zu diesem Zeitpunkt wird auch das Dentin angegriffen. Die Bakterien wandern dann fortschreitend Richtung Zahnmark, ins Blut und schließlich zu anderen Körperorganen.

Man unterscheidet je nach Stufe der Karieserkrankung am Zahn mehrere Etappen: zunächst erkennt man den weißen Fleck – dabei handelt es sich um Initialkaries, die remineralisiert werden kann, beispielsweise durch Fluoridieren der Stelle. Dauert die Erkrankung an, wird der Zahnschmelz unterhalb der Oberfläche weiter angegriffen bis die dünne Oberflächenschicht einbricht. Dieser Prozess ist vergleichbar mit der Bildung eines Sees. Dabei wird vom Grundwasser das

Mineralgestein ausgespült, und schließlich bricht die oberste Deckschicht ein durch erosive Prozesse. Bei der Schmelzkaries handelt es sich um Caries superficialis. Wird die Schmelz-Dentin-Grenze erreicht, nennt man die Karies Caries media. Wandert die Karies weiter Richtung pulpennahem Dentin, so handelt es sich um Caries profunda (vgl. Weber, 2001, S. 26ff). Zur Bestimmung des Stadiums bedient sich der Zahnarzt mehrerer Standardmethoden. Zunächst wird bei der Vorsorgeuntersuchung eine Befundaufnahme des einzelnen Zahnes mit einer Sonde sondiert. Gesunder Zahn fühlt sich hart, glänzend und glatt an. Findet sich Initialkaries, ist die betroffene Stelle kreidig weiß, matt und weicher. Ist die Karies bereits fortgeschritten und ist die Oberfläche meist bereits eingebrochen, sind schwarze Stellen sichtbar. Ist die Erkrankung bereits in der pulpanahen Zone, können Zahnschmerzen auftreten, oder zumindest Empfindlichkeit auf süße Substanzen, Kälte oder Wärme.

Hat der Zahnarzt die Vermutung, dass die Karies schon fortgeschritten ist, veranlasst er eine Bißflügelaufnahme – eine Röntgenaufnahme, auf der man Aufhellungen (also dunkle Stellen im Bild) erkennen kann, sofern Karies vorhanden ist.

Insgesamt lässt sich sagen, dass mehrere Faktoren aufeinander treffen müssen, damit Karies entsteht: Plaque, Säure, Zeit und Zahn, an dem die Erkrankung auftritt. Ebenso erwähnenswert sind allerdings auch noch Faktoren wie: Zahnfehlstellung, tiefe Quer- und Längsfissuren, Gruben, die Zusammensetzung des Zahnes (ob dieser eher weich ist), was genetisch bedingt ist, zähflüssiger Speichel (der oftmals verursacht wird durch bestimmte Medikamenteneinnahmen), übermäßiger (klebriger) Zuckerkonsum – insbesondere bei Kindern (vgl. Hellwig, 1991, S.12 ff).

Zur Prophylaxe:

Die Prophylaxe umfasst vorbeugende Maßnahmen zur Verhinderung des Auftretens der Karies. Dazu zählt die Säuberung der Zähne, regelmäßige zahnärztliche Überwachung, Fluoridierung, Versiegelung, bewusste Ernährung.

b) Natürlicher Schutz durch Speichel

Der Speichel hat antikariogene Wirkung. Er kann Säuren unschädlich machen, indem er sie als Puffer neutralisiert. Dazu tragen auch Substanzen wie Ammoniak, Urease und Sialin bei. Außerdem spült er Speisereste weg. Wo der Schmelz umspült wird, entsteht i. d. R. keine Karies. Dies liegt auch daran, dass mit Hilfe der in Speichel enthaltenen Mineralien (Ca, Mg, P, F) und Speichelproteine die Remineralisation des Zahnes gefördert wird. Direkte antibakterielle Aktivität wird durch Lysozym, Laktoferrin und Laktoperoxidase hervorgerufen. Auch IgA-Antikörper wirken gegen den Streptococcus mutans, der Haupterreger bei der Kariesentstehung ist. Die Immunglobuline, aber auch Glykoproteine verhindern eine Adhäsion der Bakterien am Zahn.

Entscheidend ist - wie oben bereits erwähnt – die Zahnanatomie. Bauchige Zähne sind ebenso gefährdet wie Zähne mit tiefen Fissuren, somit typische Prädilektionsstellen (dazu zählen auch Approximalkontakte zwischen benachbarten Zähnen, Zahnhälse), denn an diesen Stellen heften sich besonders gut Nahrungsreste bzw. Plaque an; zudem sind diese Zonen relativ schwer zugänglich, bei der Säuberung der Zähne. Spezielle Putztechniken können dabei sehr wirksam und hilfreich sein, ebenso in Hinblick auf die Zahnzwischenräume Zahnseide. Um den entscheidenden Faktor Plaque effektiv zu beseitigen, sind Mundspülungen, d.h. Chlorhexidinpräparate empfehlenswert, die eine Koloniebildung von Bakterien am Zahn verhindern. Empfehlenswert ist das Putzen der Zähne nach den Mahlzeiten, um den Bakterien ihre Nährstoffe zu nehmen (vgl. Weber, 2001, S. 34).

c) Ernährungsempfehlung

Vorzuziehen ist ballaststoffreiche, harte, faserige, frische Nahrung wie Obst, Gemüse, Kartoffeln, Salate etc. Diese entfernt Beläge mechanisch und regt den Speichelfluss an, der die Säuren neutralisiert (s.o.). Der Zuckerkonsum sollte eingeschränkt werden, insbesondere klebrige Substanzen, die über einen längeren Zeitraum an Zahn haften bleiben können. Empfehlenswert ist bei Süßigkeiten zuckerfreier Konsum – insbesondere hierbei Kaugummi, das zusätzlich den Speichelfluss hervorruft (vgl. Wörner, 1985, S.107). Süßungsmittel, Zuckeraustauschstoffe, sind Mannit, Sorbit, Xylit. Sie werden kaum von den pathogenen Bakterien umgesetzt. Allerdings sind sie oftmals geschmacklich sehr süß (vgl. Weber, 2001, S. 39). Zur Karies tragen vergärbare Kohlenhydrate bei. Dazu zählen Saccharose, Glucose, Maltose, Lactose. Säurehaltige Nahrungsmittel tragen ebenso zur Zahnerkrankung bei, da sie den pH-Wert zusätzlich absinken lassen. Dazu zählen beispielsweise Fruchtsäfte, Cola, Buttermilch etc. (vgl. Hellwig, 1991, S. 77 ff).

d)Fluorid

Fluorid ist ein Spurenelement, das lebensnotwendig ist. Im Kochsalz, Fisch, schwarzen Tee ist es enthalten. Durch bessere Hygiene und Fluoridierung können Kreideflecken wieder verschwinden, dadurch dass diese Stelle hart, d.h. remineralisiert wird mit Hilfe von Mineralien (Fluorid und Ca/P aus dem Speichel), die in den Schmelz eingebaut werden. Dabei werden beispielsweise die OH-Gruppen am Hydroxylapatit des Zahnschmelzes gegen Fluorid-Ionen ausgetauscht, was den Zahn erhärtet. Bei unzureichender Zufuhr von Mineralstoffen und Vitaminen (s. Ernährung), oder in Folge einer Stoffwechselstörung, können minderwertige Zahnhartsubstanzen (weich) entstehen, die gegenüber dem kariösen Angriff weniger widerstandsfähig sind. Daher sind präventive Maßnahmen ganz besonders bei Kindern relevant. Empfehlenswert ist dabei der Kontrollbesuch beim Zahnarzt

(2x pro Jahr). Dieser kann zusätzlich Fluorid mit Lack, Gel oder Gelee einwirken lassen, was gut ist, da hier Fluorid in einer höheren Konzentration vorliegt (vgl. Hellwig, 1991, S.86ff.). Für den Hausgebrauch ist die Anwendung nicht gedacht, da es bei falscher Anwendung zu Intoxikationen kommen kann. Folgende Vorteile von Fluorid sind zu nennen: Zahnhärtung (s.o.), erhöhte Säureresistenz am Schmelz, geringere Säureproduktion, da die Plaquebakterien empfindlich auf Fluorid reagieren und erhöhte Remineralisation (s.o.) (vgl. Buddecke, 1981, S. 142). Für den Alltagsgebrauch eignen sich niedrig dosierte Fluoridtabletten, fluoridhaltige Zahnpasten, mit Fluorid angereichertes Trinkwasser und in Fluorid getränkte Zahnseide.

e) Fissurenversiegelung

Die Fissurenversiegelung macht der Zahnarzt an den Molaren. Es handelt sich um ein schmerzloses Verfahren, das Karies verhindert (vgl. Weber, 2001, S. 40f). Da es sich allerdings um nicht abrasionsfestes Material handelt, sind regelmäßige Nachkontrollen unbedingt notwendig, um verlorenen Versiegler neu anzusetzen und damit den weiteren Schutz zu gewährleisten (vgl. Hellwig, 1991, S. 100ff.).

Fissuren und Grübchen werden durch einen hauchdünnen Kunststoffüberzug versiegelt, wodurch ein Ansammeln von Nahrungspartikeln und damit Plaque verhindert wird (vgl. Hoffmann-Axthelm, 1991, S. 652).

2.4 Didaktische Reduktion

Schannewitzky definiert den Begriff der didaktischen Reduktion wie folgt:

„Die im Rahmen der Lehr-/ Lernplanung für pädagogisch strukturierte Handlungsfelder (Lehr-/ Lernort) jeweils festgelegte inhaltliche und sprachliche Vereinfachung fachwissenschaftlicher Aussagen über Erkenntnisse, Methoden, Definitionen unter der Bedingung, dass sie fachwissenschaftlich und wie auch fachdidaktisch zulässig sowie der geistigen Anspruchsebene der betreffenden Lerngruppe angemessen sind." (vgl. Schannewitzky 1986, S.36)

Kariesprophylaxe ist ein sehr komplexes Thema. Die Lehrkraft muss sich der Zielgruppe anpassen. Es darf zu keiner Überforderung, aber auch zu keiner Unterforderung der Schülerinnen kommen. Es werden grundlegende Fachtermini eingeführt, um eine Kommunikation zwischen Zahnarzt und Personal sowie zu den Patienten zu gewährleisten. Um eine didaktische Reduktion zu ermöglichen, werden die wichtigsten Zusammenhänge dargestellt (Zusammenhang Karies und Prophylaxe) und der Stoffumfang muss somit verringert werden.

Sollte dies nicht erfolgen, könnten mögliche Gefahren wie z. B. eine sinkende Aufnahmefähigkeit oder Konzentrationsschwächen der Schüler auftreten. In Bezug auf Schannewitzky reduziert sich das Thema auch inhaltlich; d. h. im Themenbereich der Zahn- und Mundhygiene bezieht sich der Lehrer auf das Wichtigste. Einige Punkte werden nur benannt, andere ausführlicher behandelt. Beispielsweise würde das bedeuten, dass man die Hilfsmittel zur Zahnreinigung wie Zahnbürste, Zahnpaste, Zahnseide und Interdentalbürste weitaus weniger ausführlich in ihren Anwendungstechniken und ihrer Pflege in diesem Fall erklärt. In Bezug auf fachdidaktische Reduktion findet das Thema nicht nur in ausführlicher Partner- oder Gruppenarbeit statt, sondern als Lehrervorstellung vor der Klasse. Hierbei werden nur die wichtigsten Fakten genannt und die zu beachtenden Schwerpunkte könnten erklärt werden. Eine Gruppen- oder Partnerarbeit erscheint hier nur bedingt sinnvoll, da sie zeitaufwendig ist und leicht Fehler einschleichen können. Um dennoch eine Lernkontrolle durchzuführen, könnten 2 Schülerinnen zusammenarbeiten und anschließend vor ihren Mitschülerinnen erklären. Somit kann sichergestellt werden, ob die Schüler in der Lage sind, die richtigen Informationen für den Patienten auszuwählen und diese auch dem Patienten richtig zu erklären. Eine weitere Festigung soll durch das Hausaufgaben-Arbeitsblatt erlangt werden, mit dem die wichtigsten Informationen wiederholt werden. Zur besseren Veranschaulichung dient ein Foto, Tafelbilder und Arbeitsblätter (s. Anhang).

3. Lernziele/Kompetenzen

3.1 Hinweise zur Lernzieldifferenzierung/Kompetenzeinteilung

Erfolgreiches Lehren und Lernen wird am ehesten durch die Kooperation beider Parteien ermöglicht. Dafür wird ein gemeinsames Unterrichtsziel angestrebt. Dieses Ziel stellt für den Lehrenden ein Lehrziel und für den Lernenden ein Lernziel dar.

Schannewitzky definiert Lernziel wie folgt:

„Normativer Satz mit einer personenbezogenen Verhaltens- und einer Inhaltskomponente, der das in pädagogisch strukturierten Handlungsfeldern (Lehr-/Lernort) angestrebte und beobachtbare Endverhalten von Lernenden zum Ausdruck bringt; der vom Lehrenden als Lernziel gilt." (Schwannewitzky, 1986, S.36).

Meyer meint, dass Schüler durch Lernziele Kompetenzen (Sach-, Sozial- und Handlungskompetenz) erwerben sollen.

Möller unterteilt Lernziele nach Abstraktionsniveau in Richtziele, Grobziele und Feinziele. Die Lernziele werden nach Genauigkeit und Eindeutigkeit beschrieben (vgl. Möller, 1976, S. 70ff.).

Richtziele lassen viele Interpretationen zu und damit alles oder nichts aussagt. Kurz gesagt, ist es kaum eindeutig. Eine gewisse Konkretisierung des Lernziels weist hingegen das Grobziel auf. Durch den mittleren Grad der Eindeutigkeit wird die Lernzielabsicht erkennbarer. Dennoch bleibt es undurchschaubar, ob der Lernende das Angestrebte erreicht hat. Das präziseste Lernziel ist das

Feinziel. Es besitzt den höchsten Grad an Eindeutigkeit. Bei diesem Lernziel ist die Zielabsicht eindeutig und das Endverhalten bestimmbar (vgl. Möller, 1976, S.70ff).

Die Kultusministerkonferenz formulierte Angaben zur Beschreibung von Richtzielen und teilweise Grobzielen (vgl. Kultusministerkonferenz, 2001, S.18). Dagegen werden Feinziele von den Lehrenden eigenständig für die jeweilige Unterrichtsstunde formuliert.

Außerdem lassen sich die Lernziele in vier Bereiche bzw. Verhaltensdimensionen unterteilen. Diese drei Bereiche sind: kognitiv, affektiv, psychomotorisch und sozial-kommunikativer.

Die Lernziele des kognitiven Bereichs beziehen sich auf Wahrnehmung, Wissen und Problemlösung. Der affektive Bereich dagegen umfasst die Lernziele, die sich auf Handlungen, Einstellungen, Werte und die Entwicklung der dauerhaften Werthaltung beziehen. Der dritte Bereich ist der psychomotorische Bereich in dem die Lernziele sich auf manuelle und motorische Fertigkeiten und Fähigkeiten beziehen. Im sozial-kommunikativen sollen die Schüler erlernen, wie sie ihr Wissen in anderen Bereichen anwenden können und fächerübergreifend lernen. Die vier Bereiche sind eng miteinander verbunden. Sie bedingen und beeinflussen sich gegenseitig.

Bei der Formulierung der Lernziele sollte darauf geachtet werden, dass die Schüler bei ihrem Denkprozess unterstützt werden. Optimal formulierte Lernziele weisen auf die Inhalte hin, die die Schüler am Ende einer Unterrichtsstunde verstehen sollten.

Die Lernziele können auch nach Kompetenzen eingeteilt werden. Dabei werden sie in Stundenlernziele und Teillernziele untergliedert. In ihrem Aufbau ähneln die Stunden- und Teillernziele den Grob- und Feinlernzielen.

In der Handlungsorientierung gibt es keine eindeutigen Übereinstimmungen im Bezug auf Kompetenzen. So wird in dem Rahmenlehrplan für den Ausbildungsberuf Zahnmedizinische Fachangestellte unter Handlungskompetenz ein Zusammenschluss von Fach-, Personal- und Sozialkompetenz verstanden. Neben der Handlungskompetenz werden noch Lern- und Methodenkompetenz, die aus der Entwicklung der oben aufgeführten Lernzielbereiche entstehen, aufgeführt (vgl. Kultusministerkonferenz, 2001, S. 4f.).

Die Kultusministerkonferenz versteht Kompetenz als „...*Lernerfolg in Bezug auf den einzelnen Lernenden und seine Befähigung zu eigenverantwortlichem Handeln in privaten, beruflichen und gesellschaftlichen Situationen.*"(Kultusministerkonferenz, 2001, S. 4f.).

3.2 Grobziel

Anhand des Lehrbuches/Arbeitsblattes sollen die Schülerinnen sich informieren über die verschiedenen Möglichkeiten der Kariesprophylaxe.

3.3 Feinziele

Kognitives Feinziel 1: Sie sollen dabei auf ihr bereits erlerntes Wissen über Kariesentstehung und Kariesverlauf, sowie Ursachen von Zahnfehlstellungen, Parodontalerkrankungen, Kieferanomalien zurückgreifen. D. h. die Schülerinnen wiederholen ihr Wissen über das Thema Kariesentstehung. Gegebenfalls muss dieses Wissen noch vertieft werden, und es sollte gefestigt werden.

Kognitives Feinziel 2: Sie sollen jeweils eine gute und eine schlechte Mundhygiene und Zahnputzmöglichkeit mit deren Hilfsmitteln nennen können. Dies bedeutet auch, dass sie Kenntnisse über zahngesunde Hygiene, Fissurenversiegelung und Fluoridierungsmaßnahmen sammeln.

Kognitives Feinziel 3: Sie sollen Ernährungszusammenhänge in Verbindung mit Karies erklären und anwenden können und anschließend in der Lage sein für verschiedene Patientengruppen diese Prophylaxemaßnahmen zu planen und diese Kompetenzen auch bei Kindern und Jugendlichen exemplarisch anwenden.

Affektives Feinziel 1: Hierbei wenden sie ihre Kenntnisse über Gesprächsführung und Gesprächstechniken, Vermittlungsmethoden, Zeitplanung, adäquate Kommunikation und rationelle Terminplanung der Praxis an.

Affektives Feinziel 2: Die Schülerinnen sollen die Patienten sowohl instruieren, in Hygienemaßnahmen unterweisen, sowie beraten in zahngesunder Ernährung und weiterer Prophylaxemaßnahmen für die häusliche Anwendung.

Kognitives Feinziel 4: Den Erfolg der Mundhygiene bewerten sie anhand von anerkannten Testmethoden (Färbetest) und halten ihn auf speziellen Auswertungsbögen fest (Mundhygienestatus). Dabei sollen Hygienevorschriften und Arbeitsschutzmaßnahmen beachtet und umgesetzt werden.

Kognitives Feinziel 5: Die Schülerinnen zeichnen die Prophylaxemaßnahmen im Rahmen der Dokumentationspflicht auf, wenden die Abrechnungsbestimmungen für verschiedene Versichertengruppen an und erstellen Privatrechnungen. Sie nutzen dazu aktuelle Medien.

Kognitives Feinziel 6: Zur Überwachung und Rationalisierung ihrer Arbeit erstellen sie Checklisten der benötigten Instrumente, Hilfsmittel, Arzneimittel und Materialien und bereiten deren Bestellung vor.

3.4 Lernzielkontrolle

Eine Lernzielkontrolle wird durchgeführt, um in Erfahrung zu bringen, ob die festgelegten Lernziele erreicht worden sind. Lernzielkontrolle wird als Oberbegriff für Erfolgskontrolle, Erfolgssicherung und Leistungsbeurteilung verstanden.

Diese kann schriftlich, mündlich oder praktisch erfolgen. Durch sie wird der Lehr-/Lernerfolg, Effektivität der Lehrmethode, Lehr-/Lernzielerreichbarkeit und Leistungsstand der Schüler sichtbar gemacht. Die Erfolgssicherung wird zur Festigung des Gelernten, zum Beispiel durch Wiederholungen oder Zusammenfassungen durchgeführt.

Die Leistungsbeurteilung, die in mündlicher, schriftlicher oder praktischer Form statt finden kann, dient der Notenfindung.

In unserer Unterrichtseinheit wird die Lernzielkontrolle in Form der Erfolgssicherung durchgeführt. Die Schülerinnen sollen das neu erworbene Wissen zusammenfassen mittels des Arbeitsblattes. Dieses Wissen soll Gegenstand einer Klausur werden.

4. Analyse der Methodik

4.1 Artikulation

Der Verlauf einer Unterrichtsstunde lässt sich in vier Phasen unterteilen:

1. Einstiegsphase
2. Erarbeitungsphase
3. Sicherungs- oder Übungsphase
4. Abschlussphase

In der Einstiegsphase wird eine kurze Wiederholung der Kariesentstehung durchgeführt. Als Übergang zum nächsten Thema Prophylaxe mittels „Abschreckung": „so sieht es aus ohne Prophylaxe" werden den Schülerinnen ein Foto (extrem kariöses Gebiss) gezeigt. Natürlich kennen die Schülerinnen aus der Praxis kariöse Gebisse. Dennoch kommt es heutzutage eher selten vor, dass Patienten tatsächlich so in Behandlung gehen, denn oftmals haben gerade diese Menschen Zahnarztphobien und trauen sich nicht, zur Praxis zu gehen. Insofern dürfte das Foto zumindest Ekel erwecken.

Die Erarbeitungsphase beginnt mit einem Mind Map, das die Ursachen für Kariesentstehung aufzeigen sollen. Anschließend führt der Lehrer ein Brainstorming zu Prophylaxemöglichkeiten durch. Es wird der Hinweis auf die Wichtigkeit in Bezug auf den Praxis- und Alltagsgebrauch gegeben und die Schülerinnen berichten von ihren bis jetzt gesammelten Erfahrungen aus der

Praxis.

In der Sicherungsphase sollen die Schülerinnen in Partnerarbeit ein Arbeitsblatt bearbeiten. Dies soll zur Festigung des Themas beitragen. Nach etwa 10 Minuten Stillarbeit sollen nun die Ergebnisse zusammengetragen werden. Durch die Fallbeispiele ist das Arbeitsblatt sehr berufsbezogen aufgebaut und trägt somit zum besseren Verständnis für die Schülerinnen bei.

Die Schlussphase wird mit dem Verteilen des zweiten Arbeitsblatts eröffnet und die Hausaufgabe werden angesagt. Auf dem zweiten Arbeitsblatt stehen alle wichtigen Begriffe zusammengefasst und sollen in Form von kurzen Stichpunkten erarbeitet werden.

4.2 Aktions- und Sozialformen

Schannewitzky beschreibt die Aktionsform als eine die

„...im Rahmen der Lehr-/Lernplanung für pädagogisch strukturierte Handlungsfelder jeweils festgelegte Art und Weise der Beteiligung des Lehrenden sowie der Lernenden am Lehr-/Lernvorgang...“ (Schwannewitzky, 1986, S. 5).

In der von uns beschriebenen Unterrichtsstunde bildet das ungebundene Unterrichtsgespräch den Einstieg. In ihm soll der erlernte Stoff wiederholt werden und Vorkenntnisse der Schülerinnen zum Thema in Erfahrung gebracht werden sowie eine Überleitung gegeben werden. Dieses geschieht durch eine darbietende/darstellende Aktionsform der Schülerinnen. Da im Anschluss das neue Thema eingeführt wird, erfolgt zunächst eine erarbeitende Aktionsform. Zum Schluss der Stunde durch das Erteilen der Hausaufgaben wird erneut zu einer darbietenden Aktionsform gewechselt.

Die Sozialformen definiert Schannewitzky wie folgt:

„...Im Rahmen der Lehr-/Lernplanung für pädagogisch strukturierte Handlungsfelder jeweils festgelegte Art und Weise des zwischenmenschlichen Bezugs der beteiligten Personen...“(Schwannewitzky, 1986, S. 96).

In seinem Werk differenziert Schannewitzky unter anderem nach Art des sozialen Bezugs zwischen Lehrenden und Lernenden. In der Motivationsphase der Unterrichtseinheit findet ein offenes Gespräch statt. In diesem werden offene Fragen geklärt und der Lehrer stellt Fragen, um sicherzustellen, dass der vorangegangene Stoff von den Schülerinnen erlernt und gefestigt wurde. Durch gezielte Fragen führt die Lehrkraft zum neuen Thema hin. An dieser Stelle haben die Schülerinnen Zeit und die Möglichkeiten ihre eigenen Erfahrungen mit in das Unterrichtsgeschehen einzubinden.

Anschließend werden die neuen Lerninhalte in Partnerarbeit erarbeitet und der Lehrer hält sich für Fragen im Hintergrund bereit. Zur Sicherung des neu erworbenen Wissens werden die Ergebnisse, die bei der Erarbeitung des Arbeitsblattes entstanden sind, zusammengetragen und gegebenenfalls vom Lehrer geklärt (korrigiert oder ergänzt). Am Ende teilt der Lehrer ein zweites Arbeitsblatt aus, auf dem alle wichtigen Begriffe mit Erklärung stehen und die Hausaufgaben werden erteilt.

4.3 Medien

In dieser Unterrichtsstunde wird auditiv und visuell gearbeitet. Außerdem werden folgende Medien verwendet. Der Overheadprojektor, um das Foto des kariösen Gebisses zu zeigen. Die Tafel für das MindMap und das Brainstorming sowie zwei Arbeitsblätter. Das erste Arbeitsblatt wird zur Erarbeitung des neuen Wissens verwendet und das zweite zur Festigung.

6. Literaturverzeichnis

- Buddecke, E.: Biochemische Grundlagen der Zahnmedizin, Berlin, 1981

- Hellwig, E.: Einführung in die Zahnerhaltung, München, 1999

- Hoffmann-Axthelm, W.: Lexikon der Zahnmedizin, Berlin, 1991

- KULTUSMINISTERKONFERENZ: Rahmenlehrplan   für   den   Ausbildungsberuf
  Zahnmedizinische Fachangestellte/r, 2001

- Möller, C.: Techniken der Lernplanung, Beltz Verlag, Weinheim und Basel, 1976

- NIEDERSÄCHSISCHES KULTUSMINISTERIUM: Richtlinien für den berufsspezifischen
  Unterricht im Ausbildungsberuf Zahnarzthelfer/in, Hannover, 1997

- Schannewitzky, G.: Zentralbegriffe der Didaktik, Darmstadt, 1986

- Twardy, M.: Kompendium Fachdidaktik Wirtschaftswissenschaften WBST, Band 3/Teil II,
  Düsseldorf, 1983

- Weber, T.: Memorix – Zahnmedizin, Stuttgart, 2001

- Wörner, H., Bollinger, K., Schick, R.: Fachkunde für die Zahnarzthelferin, Köln, 2. Aufl., 1985

5. **Stundenverlaufsplan zum Thema „Kariesprophylaxe"** Datum: 26.01.2006

Phase/Zeit (Min.)	Geplanter Verlauf	Zielsetzung (Feinziele)	Aktions- und Sozialform/Medien
Einstieg/3	-Foto eines extrem kariösen Gebisses	- Einbindung u. Wh. des zuletzt durchgenommenen Themas: Karies (Schüler sollen ihr Wissen reflektieren)	Ungebundenes Unterrichtsgespräch mit Lehrerin/visuell: OHP, auditiv: Stimmen
	-Benennen des geplanten Themas und der Ziele	- Übergang zum nächsten Thema: Prophylaxe mittels Abschreckung: „so sieht es aus ohne Prophylaxe"	
Erarbeitung/15	- Wh. durch MindMap mit den Ursachen für Kariesentstehung	- Hinweis auf Wichtigkeit in Bezug auf den Praxis- und Alltagsgebrauch	Darstellend, erarbeitend/visuell: Tafel, auditiv: Stimmen
	- Überleitung zu Prophylaxemöglichkeiten mittels Brainstorming	(Schülerinnen sollen Wissen anwenden können)	
	- Verteilen des Arbeitsblatts 1		
Sicherung/15	- „Stillarbeit"	- Festigung des Verständnisses (Sch. reflektieren)	Erarbeitend, Partnerarbeit/visuell: Arbeitsblatt, auditiv: Stimme
9	- Ergebnisse nennen	- Praxisrelevanz durch Fallbeispiel, handlungsorientiert	darbietend, Plenum/ auditiv: Stimmen
Schlussphase/3	-Verteilen des Arbeitsblatts 2 und Klärung der Hausaufgabe	- Vertiefung des Gehörten (Schülerinnen setzen sich mit neuem Thema auseinander, wiederholen)	Einzelarbeit/visuell: Arbeitsblatt
Weiterer Verlauf (nächste Stunde)	- Einstieg in restaurative Maßnahmen als sek. Prävention über Hausaufgaben-zusammenfassung und Fissurenversiegelung	- Wiederholung bisheriger Ergebnisse, und Übergang zum nächsten Thema (Schülerinnen reflektieren ihr Wissen im größeren Kontext und verknüpfen dieses mit neuem Wissen)	Erarbeitend, Plenum/visuell:Arbeitsblatt, auditiv: Stimmen

7. Anhang

Tafelbilder:

> **Kariesursachen (Wh.):** „welche Faktoren sind nötig, damit Karies entsteht?"

Zahn   Plaquebakterien

Karies

gen.

Nahrung   Zeit

> **Kariesprophylaxe:** durch den Patienten und den Zahnarzt

pH-Wert

Zuckergehalt

Häufigkeit

Speichel   Ernährung   Fluoridierung

Speisesalz

gesunder Zahn   Tabletten

Lack

Gelee

Mundhygiene   Fissurenversiegelung

Zahnpasta

Zahnbürste

Mundspülung

Zahnseide

Arbeitsblatt1: Kariesprophylaxe   Lernfeld 4

Aufgabe: Beantworten Sie in Partnerarbeit die Fragen zum Fallbeispiel!

Ein Patient kommt zur Vorsorgeuntersuchung in Ihre Praxis. Beim Befund entdeckt der Zahnarzt kleine kreidige Flecken am 26er und am 37er in der Querfissur eine dunkle Linie, die sich beim Sondieren etwas weicher anfühlt. Der Zahnarzt möchte zur Sicherheit eine Bissflügelaufnahme machen.

Der Patient fragt Sie:

- Weshalb möchte der Zahnarzt eine Bissflügelaufnahme machen?

Bei der Röntgenaufnahme sieht der Zahnarzt zum Glück keine weiteren Veränderungen.

Klären Sie den Patienten auf:

- Wie kann er ein Fortschreiten der Karies verhindern?

> Mundhygienemaßnahmen:

> Ernährung:

> beim Zahnarzt:

1

- **Mundhygiene:**

Neben Zahnbürste und Zahnpasta (empfehlenswert ist die Anwendung nach den 3 Mahlzeiten) sollte besonders (fluoridierte) Zahnseide benutzt werden, um die Zahnzwischenräume zu reinigen, aber auch eine chlorhexidinhaltige Mundspüllösung. Dadurch wird die Plaque beseitigt.

- **Ernährung:**

Plaque ist Hauptursache für Kariesentstehung. Bei Nahrungsaufnahme vergären Plaquebakterien Zucker und scheiden dabei Säuren aus. Dadurch sinkt der pH-Wert an der Zahnoberfläche. Es kommt zu einer Demineralisation des Zahnes, und schließlich entsteht Karies. Damit der pH nicht über längere Zeit hinaus absinkt, sollten *Zwischenmahlzeiten* vermieden werden. Harte faserige und frische Nahrung, aber auch (zuckerfreies) Kaugummi regen den Speichelfluss an. Dadurch wird der Zahn natürlich gereinigt. Im Speichel enthaltene Mineralien fördern zudem die Remineralisation des Zahnes. Am Besten sollte man *klebrige, zuckerhaltige Nahrung* meiden, da sie lange am Zahn haften bleibt. Ungünstig sind auch *Fruchtsäfte*, da sie sauer sind und den pH-Wert absenken.

- **Fluoridieren:**

Über Anwendung von fluoridiertem Speisesalz, Fisch, Trinkwasser, Spüllösungen u. ä. kann Fluorid aufgenommen werden. Höhere Konzentrationen finden sich in einigen Zahnpasten, Fluoridtabletten, Gelee, Lack, die daher unter Aufsicht des Zahnarztes appliziert werden sollten. Fluorid härtet den Zahnschmelz. Dadurch wird der Zahn besser vor Säuren geschützt. Außerdem behindert es den Stoffwechsel der Plaquebakterien.

- **Fissurenversiegelung:**

Bei kariesfreien Zähnen werden Fissuren und Grübchen durch eine zahnärztliche Versiegelung zusätzlich geschützt.

Hausaufgaben:

Lesen Sie zunächst den Text zu den Prophylaxemaßnahmen.

Notieren Sie dann die wichtigsten Stichpunkte zu den einzelnen Maßnahmen!